DIABÈTE SUCRÉ

ARTHRITIQUE

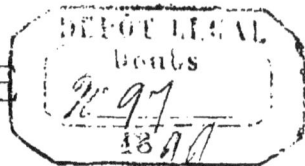

Traitement et guérison par le SPÉCIFIQUE BÉJEAN

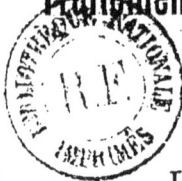

PAR

Le Dᴿ HUGUENARD

Médecin-Major de 1ʳᵉ classe en retraite

MÉDECIN A COURCHATON (Haute-Saône)

LAURÉAT DE L'ACADÉMIE DE MÉDECINE
CHEVALIER DE LA LÉGION D'HONNEUR
OFFICIER DE L'ORDRE IMPÉRIAL DU DRAGON D'ANNAM
ET DU NICHAM-IFTIKHAR DE TUNIS
CHEVALIER DE L'ORDRE ROYAL DU CAMBODGE
DÉCORÉ DE LA MÉDAILLE COMMÉMORATIVE DU TONKIN
ET DE LA MÉDAILLE COLONIALE

BESANÇON

JERIE ET LITHOGRAPHIE DE PAUL JACQUIN

—

1899

DU DIABÈTE SUCRÉ ARTHRITIQUE

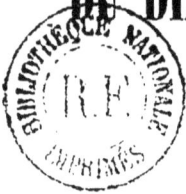

Quand, en 1896, nous avons cru devoir faire connaître au public médical et aux nombreux malades atteints de goutte, de rhumatisme ou de gravelle, l'efficacité incontestable du spécifique Béjean [1], nous n'avions pas à cette époque terminé nos études et nos expériences sur la valeur de ce médicament dans le diabète sucré de nature arthritique. Aujourd'hui, éclairé et convaincu par des guérisons certaines du diabète, maladie considérée trop souvent comme incurable, nous exposerons en quelques lignes les premiers résultats de nos observations, simplement à titre d'indication, pour attirer l'attention des diabétiques arthritiques sur une médication nouvelle.

Du diabète sucré ou glycosurie en général

Le diabète sucré est une maladie chronique caractérisée par la présence du sucre dans l'urine, par une augmentation de la sécrétion urinaire, de la soif, de la faim et par un amaigrissement plus ou moins rapide.

Il y a deux types de diabète :

1º Le *diabète gras*, à début insidieux; obésité, entre vingt et trente ans, marche lente, glycosurie légère ou intermittente, durée indéterminée;

2º Le *diabète maigre*, à début brusque, à marche rapide, à

----

(1) Béjean, ancien pharmacien à Besançon.

symptômes continus, à durée relativement courte et se terminant presque toujours par des symptômes pulmonaires.

Symptômes : 1° *Primitifs ou fondamentaux :* Présence de sucre dans les urines ou glycosurie, 100, 200 à 750 grammes de sucre en vingt-quatre heures. (Dans ce cadre restreint nous ne pouvons nous occuper de la recherche du sucre dans les urines ; les malades, du reste, devront faire faire par leur pharmacien de fréquentes analyses.) Augmentation de la sécrétion urinaire ou polyurie : 5 à 15 litres en vingt-quatre heures ; urines incolores, inodores, transparentes, devenant acides quand on les abandonne à elles-mêmes et subissant la fermentation alcoolique ; d'une saveur sucrée ; d'une pesanteur spécifique plus considérable, de 1,035 à 1,070 et au delà, présentant au microscope, quelque temps après l'émission, des globules de ferment ; état poisseux du linge. — Augmentation de la soif ou polydipsie. — Augmentation de la faim ou polyphagie. — Amaigrissement ou autophagie.

2° *Symptômes secondaires :* Salive acide avant le repas, neutre ou alcaline après ; diminution de la sécrétion spermatique, d'où anaphrodisie ; souvent aménorrhée. Phlegmasies superficielles, furoncles, anthrax ; éruptions cutanées. Phlegmasies viscérales, bronchites, pneumonies avec tendance à la mortification ; accidents gangréneux des viscères , des membres inférieurs.

Consécutivement à la glycosurie : Irritation du méat, prurit, phimosis, balanite ; champignons au voisinage du frein ou du clitoris, démangeaisons aux parties génitales.

Consécutivement à la polyurie : Constipation, langue sèche, rouge, aphteuse, peau sèche ; puis consomption, phtisie, amblyopie, diplopie, cataracte.

État moral bon au début, puis tristesse, irritabilité, hypocondrie. Au déclin de la maladie, dévoiement, émaciation, ramollissement des gencives, chute des dents , fétidité de l'haleine, infiltration des membres inférieurs, quelquefois ascite, accélération du pouls.

ÉTIOLOGIE OU CAUSES DU DIABÈTE. — Nous insisterons particulièrement sur ce chapitre, car de son exposé découle toute l'importance du diabète arthritique.

Il en est de l'étiologie du diabète comme de celle de la plupart des maladies : un grand nombre de circonstances réputées étiologiques sont probablement de pures coexistences.

Le climat ne paraît pas avoir d'influence manifeste sur la production du diabète, qui a été vu sous toutes les latitudes. On a noté, il est vrai, que, rare en Hollande et en Russie, au Brésil et aux Antilles, et même inconnu en certaines parties de ces pays, il avait été fréquent autrefois dans l'Inde et surtout à Ceylan (Hirsch); qu'il est fréquent de nos jours en Italie (Cantani), tandis qu'il serait relativement peu fréquent en Allemagne et en Autriche. Dans tous les pays il y a des provinces et même des centres de population dont les habitants semblent prédisposés au diabète : on a cité, en Allemagne, la Thuringe et le Wurtemberg (Betz); en France, la Normandie; en Angleterre, les districts agricoles et surtout les plus froids : Norfolk, Suffolk, Berkshire et Huntingdon (Dickson). Mais la raison de ces variations dans la fréquence du diabète suivant les pays doit être probablement cherchée dans la différence des habitudes d'alimentation et d'hygiène générale, comme aussi dans *l'aptitude de certaines races aux maladies arthritiques* et dans la détérioration progressive des familles par suite du croisement trop rare des races.

L'influence alimentaire se résume-t-elle dans l'abus des aliments riches en amidon et en sucre? La fréquence du diabète à Ceylan est attribuée par Christie à l'alimentation exclusivement végétale; les laboureurs de la Thuringe se nourrissent surtout de substances amylacées. Cantani explique aussi le grand nombre de diabétiques qui se voient dans le sud de l'Italie et à Malaga par l'usage abusif des pâtes, des fruits, des sirops et des glaces sucrées. Les nègres qui vivent dans les plantations de canne à sucre devraient leur diabète à la même cause. Les boissons riches en sucre et en substances amylacées auraient la même action, le vin doux, le moût de fruits frais, la bière à cause de la dextrine, du sucre et de l'alcool, le cidre. L'influence du cidre a été très discutée : on a signalé la rareté du diabète dans des districts anglais où l'on en boit beaucoup. Leudet père a remarqué que dans la population ouvrière de Rouen, qui consomme beaucoup de cidre, il y a moins de diabétiques que dans la population riche, qui n'en boit guère.

Mais il ne faudrait pas voir dans l'influence alimentaire exclusivement l'abus des matières sucrées et amylacées. Toute *alimentation défectueuse par excès* peut être incriminée. Bouchard a trouvé dans sa statistique quarante-trois fois sur cent un régime alimentaire surabondant; il n'incrimine pas moins les viandes et les graisses que les féculents et les sucres. « L'Anglais, qui mange peu de pain et de sucre, devient diabétique parce qu'il est gros mangeur de viande, de lard grillé, de graisse de bœuf et de pommes de terre; mais il ne faut pas oublier non plus qu'il ne dédaigne pas de généreuses rations d'alcool, cette substance qui ralentit à un si haut degré les actes nutritifs. »

Après l'alimentation défectueuse, on doit placer comme cause prédisposante efficace du diabète l'*insuffisance d'exercice physique*, la *sédentarité*, qu'elle soit la conséquence de la profession ou des goûts. Son influence a paru s'exercer vingt fois sur cent, d'après Bouchard.

Rien n'est plus instructif, au point de vue de l'influence diverse de l'alimentation, de la sédentarité et de l'hérédité, que la fréquence incontestée du diabète chez *les Israélites*. Bouchardat l'avait signalée, Seegen l'a démontrée (trente-six diabétiques sur cent quarante qu'il soignait à Carlsbad étaient juifs); M. Bouchard a bien analysé les raisons de cette fréquence. Citadins presque tous, au moins dans nos contrées, répugnant à l'agriculture, les juifs sont des commerçants et des banquiers, obligés comme tels d'habiter les cités populeuses, où leur vie se passe dans l'air confiné des bureaux et des comptoirs, privés de lumière et d'exercice musculaire. Amis d'ailleurs de la bonne chère, que leur permettent leurs occupations en général lucratives, ils accumulent encore par l'hérédité ces multiples conditions défavorables. Citadins, fils et petits-fils de citadins, ils se marient toujours entre eux et ne corrigent pas les influences héréditaires par des croisements avec les habitants des campagnes. Aussi le ralentissement de la nutrition est-il à peu près universel dans la race juive, avec son cortège de maladies, parmi lesquelles le diabète.

En dehors des influences hygiéniques, alimentaires et professionnelles qui s'accumulent pour créer chez les Israélites une prédisposition au diabète, peut-être y a-t-il une question inhérente à la race, à la constitution primordiale.

Nous arrivons maintenant à la partie capitale de notre sujet. *L'influence de l'hérédité* est admise par tous les pathologistes. Signalée par Rondelet (père et fille), Mortan (père et fils, quatre frères ou sœurs), Isenflamm (huit enfants d'une même famille), elle est évidente dans 13 % des cas, d'après Seegen, et dans 25 % d'après la statistique de Bouchard.

C'est le rhumatisme (54 %), l'obésité (36 %), le diabète (25 %), la gravelle (21 %), la goutte (18 %), l'asthme (11 %), l'eczéma (11 %), la migraine (7 %), la lithiase biliaire (7 %), qu'il a rencontrés *chez les parents*.

C'est l'obésité (45 %), le rhumatisme musculaire (22 %), la migraine (18 %), le rhumatisme articulaire aigu (16 %), l'eczéma (16 %), la lithiase biliaire (10 %), le rhumatisme articulaire chronique (8 %), les névralgies (8 %), l'urticaire (6 %), les hémorragies fluxionnaires diverses (6 %), le pityriasis (4 %), l'asthme (2 %), la goutte (1 %), que Bouchard a relevés dans les *antécédents personnels* de ses diabétiques, soit dans le passé, soit en coexistence avec le diabète.

D'après ces deux tableaux exposant l'influence de l'hérédité et des antécédents dans le diabète, il est facile de voir que presque toutes les maladies causes de cette affection appartiennent à l'*arthritisme* (ou arthritis), c'est-à-dire, comme le définit Bazin, à une maladie constitutionnelle, non contagieuse, caractérisée par la tendance à la formation d'un produit morbide (le tophus) et par des affections variées de la peau, de l'appareil locomoteur et des viscères. L'origine du diabète étant généralement arthritique, soit qu'elle tienne à l'hérédité, soit qu'elle appartienne à une maladie antérieure de nature rhumatismale ou goutteuse, l'étiologie était donc bien importante à connaître et explique les résultats obtenus par le spécifique antiarthritique Béjean. *Sublatá causá, tollitur effectus* (enlevez la cause, l'effet disparaît). C'est ici le cas de le dire et c'est ce qu'il est facile de démontrer par l'application raisonnée de ce nouveau traitement.

Traitement du diabète arthritique

OPPORTUNITÉ ET EFFICACITÉ DE LA MÉTHODE BÉJEAN. — Le traitement du diabète arthritique par le spécifique Béjean s'explique aisément par plusieurs raisons :

1º La glycosurie est une des formes de la *diathèse urique*. Sans prétendre exercer une amélioration sensible dans certaines variétés de diabète, il résulte de nos observations que la médication par le spécifique réussit bien ou tout au moins amène un état de suspension dans le diabète arthritique et parfois aussi dans le diabète neuro-arthritique.

Laissant de côté le sucre et les autres modifications chimiques de l'urine dans le diabète, nous appellerons tout particulièrement l'attention sur la présence de l'acide urique en excès comme un signe précurseur dans quelques cas de glycosurie et même de diabète. M. Coignard a réuni de nombreuses observations de malades devenant glycosuriques, chez lesquels pendant plusieurs années, à différentes reprises, l'analyse urologique avait démontré l'excès d'acide urique pour toute anomalie. La parenté morbide prouvée entre la goutte et le diabète suffit à expliquer ce fait. Coignard croit pouvoir admettre que les glycosuriques, chez lesquels la quantité d'urée est augmentée, alors que l'excrétion de l'acide urique est au-dessous de la moyenne, présentent un état de pronostic plus grave que ceux qui éliminent de l'acide urique en excès, l'urée restant normale.

John, Prout, Lhéritier, ont toujours constaté de l'acide urique dans l'urine diabétique; la proportion est assez souvent au-dessous de la normale, qui oscille, comme on le sait, entre 40 et 60 centigrammes par jour. Mais cette diminution même n'est pas constante, car Picard en a trouvé 67 et Auffan a vu ce principe présenter successivement chez le même malade les chiffres 0,47, 0,48, 0,29, 0,40, 0,60, 0,56, 0,85.

La diathèse urique joue donc un très grand rôle dans la production du diabète. Le spécifique Béjean est, comme on le sait, le remède le plus efficace de l'arthritisme et principalement du rhumatisme, de la goutte, de la gravelle, il n'est donc pas étonnant que son efficacité persiste dans la glycosurie due à toutes ces causes.

En outre de tous les traitements employés jusqu'à ce jour, il est incontestable que le plus pratique dans le diabète est le traitement *par les alcalins*. On a employé successivement l'eau de chaux (1 litre en vingt-quatre heures, Rollo), la magnésie, l'ammoniaque (six gouttes trois fois par jour, Bouchardat), le carbonate d'ammoniaque (1 à 5 grammes, Galtier-Boissière), le bicarbonate de soude (6 à 12 grammes, Mialhe); le bicarbonate de potasse; puis les citrate, tartrate, malate de soude, de potasse, les eaux de Vichy, etc.

Le spécifique Béjean étant à base de gaïacine lithinée doit, lui aussi, être rangé dans cette catégorie et jouir à la fois des propriétés des alcalins et de ses propriétés spéciales.

EMPLOI DE LA MÉDICATION. — Le traitement est hygiénique et médicamenteux.

1° **Traitement hygiénique.** — Les pratiques hygiéniques imposées aux diabétiques sont relatives à l'alimentation, aux exercices physiques et à l'hygiène générale.

Alimentation. — Étant admis que les substances féculentes

et sucrées sont les origines les plus importantes de la matière glycogène, sans être toutefois les sources exclusives de la glycémie physiologique, la première indication paraît être d'exclure rigoureusement de l'alimentation des diabétiques toutes les substances saccharigènes, et d'abord le sucre. La saccharine, qui n'est pas un sucre, mais jouit d'un pouvoir sucrant considérable, a été prônée récemment (C. Paul). Mais elle ne paraît pas devoir rendre les services qu'on en espérait, à cause du dégoût qu'elle cause, même à petites doses. La glycérine, qui est un alcool triatomique et jouit d'un pouvoir sucrant, peut être utilisée pour édulcorer certaines boissons.

Aliments solides à interdire. — Parmi les comestibles féculents, le pain ordinaire, les pâtisseries, les pommes de terre, le riz, les pâtes farineuses, haricots, pois, lentilles, châtaignes, radis (sauf le noir), doivent être proscrits. Parmi les comestibles contenant du sucre, les fruits sucrés : raisins, prunes, abricots, poires et pommes, melons, figues, etc.; même les fruits rouges : fraises, cerises, groseilles, etc.; de même les racines sucrées : carottes, betteraves, oignons, navets, etc.

Parmi les légumes : l'oseille, la tomate, l'asperge.

Aliments solides permis. — Toutes les viandes de boucherie, gibier, volailles, poissons, coquillages, huîtres et moules, œufs; Bouchardat prescrit en outre, pour entretenir la calorification peu intense chez le diabétique, les corps gras : lard, beurre et graisses. La glycérine qui n'est pas un corps gras, bien qu'elle soit issue de leur dédoublement, est un aliment d'épargne, calorifique utilisable.

On ne perdra pas de vue que, pour satisfaire au principe de la ration d'entretien (carbone, 310 grammes; azote, 20), il faut associer dans des proportions définies les substances azotées et hydro-carbonées. Le diabétique ne doit pas manger trop de viande, et on s'assurera par l'examen des selles que les graisses sont bien digérées.

Parmi les végétaux, les légumes herbacés : épinards, chicorée, etc.; toutes les salades, choûx. Comme desserts : les fromages divers, olives, noix, pistaches, chocolat sans sucre, cacao torréfié. Comme aliments inorganiques, le sel marin est permis; toutefois Bouchardat lui préfère 10 grammes de tartrate de soude par jour incorporés dans un litre de vin de Bourgogne, ainsi que le citrate de soude, le sel de seignette, le phosphate de chaux hydraté, sels qui permettent aux diabétiques d'utiliser une assez notable portion de féculents.

Boissons. — Sont défendus : limonade, vin de Champagne, bière et cidre, eaux gazeuses naturelles ou artificielles. Le lait est nuisible, d'après Bouchardat, parce que sa lactose se transforme en sucre dans l'organisme. Cependant l'Anglais Donkin a prétendu guérir le diabète par l'usage exclusif du lait écrémé, mais ce régime lacté n'a pas donné grands succès.

Bouchardat permettait l'eau, un litre et demi par jour de vin de Bourgogne ou de Bordeaux, le café et le thé. Tous les contemporains sont unanimes à critiquer la tendance qu'avait Bouchardat à encourager chez les diabétiques l'usage trop libéral de l'alcool et du vin. Les complications hépatiques (foie) si fréquentes chez eux sont souvent attribuables à cette erreur diététique.

Le diabétique doit manger lentement, mastiquer avec ardeur, de manière à provoquer la sécrétion d'une salive abondante; il ingérera peu d'aliments à chaque repas, de façon à ne pas fatiguer son estomac, s'efforcera de boire modérément et pourra tromper sa soif en mangeant des olives dessalées ou des graines de cacao torréfiées. On ne doit pas empêcher un diabétique de boire; il faut qu'il élimine son sucre et, s'il ne boit pas, il déshydrate ses tissus.

Mais revenons à la question du pain. Au pain de gluten, imaginé par Bouchardat, on a reproché d'être désagréable à manger, au point de troubler l'appétit et les digestions; ensuite, de contenir 25 à 30 °/₀ d'amidon, de sorte que le pain de gluten est, d'après Boussingault, plus riche en amidon que la pomme de terre et presque aussi riche que la brioche. La pomme de terre présente d'ailleurs l'avantage de contenir 0 gr. 09 de carbonate de potasse par 175 grammes ; or les sels permettent dans l'économie l'utilisation des sucres. Ainsi la pomme de terre, cuite à l'eau ou sous la cendre, serait préférable au pain de gluten dans le régime diabétique et constituerait le succédané le plus inoffensif du pain ordinaire, à la condition de ne permettre qu'une pomme de terre par repas. Le pain de soja a été préconisé par Dujardin-Beaumetz.

D'autres modifications ont été proposées au régime de Bouchardat.

Pavy permet le laitage et interdit les choux, contrairement à l'hygiéniste français; il remplace le pain de gluten tantôt par le pain de son, tantôt par le gâteau d'amandes pulvérisées et débarrassées de leur sucre par l'eau acidulée d'acide tartrique. Seegen et Champlin se sont bornés à tempérer la rigueur des prescriptions de Bouchardat par la tolérance d'un peu de farineux; Champlin préconise un pain de son particulier.

Gubler considérait le régime alimentaire exclusif comme superflu et périlleux, disant que supprimer totalement le sucre, ce serait augmenter la torpeur fonctionnelle du foie et préluder à son atrophie et que, d'ailleurs, on n'arrive jamais à cette suppression complète, puisque la viande elle-même, sans parler du pain de gluten riche en amidon, renferme des matières sucrées : sucre carné, dextrine, inosite. Il n'excluait donc pas complètement les matières saccharigènes.

Contrairement à ces derniers auteurs qui se sont efforcés de mitiger le régime de Bouchardat, il en est d'autres qui ont cru devoir combattre le diabète par des méthodes plus radicales encore. Tels sont : Cantani par sa diète sarco-adipeuse, Donkin par son régime de lait écrémé, Naunyn par un régime non moins sévère, tantôt avec diète carnée, tantôt avec diète lactée.

Exercices physiques. — Les médecins sont presque tous d'accord sur l'utilité de l'activité musculaire, qui, favorisant l'absorption de l'oxygène par l'organisme, rend les combustions plus actives au sein de ce dernier. Les diabétiques, disait Bouchardat, devraient gagner leur pain à la sueur de leur front. Chaque jour, suivant son âge, son sexe ou sa position sociale, le diabétique devra faire un exercice méthodique et vraiment actif : gymnastique, escrime, chasse, patinage, paume, billard, ramer, fendre ou scier du bois, tourner, jardiner, labourer, etc.

Après chaque séance, le corps étant en sueur, frictions énergiques, massage.

Gymnastique pulmonaire, consistant en inspirations lentes, profondes, égales.

L'exercice musculaire pris sans modération ne convient plus dans les phases avancées du diabète.

Soins de la toilette et hygiène générale. — Trois bains tièdes par semaine, suivis de frictions énergiques et de massage ; en été, bains de mer ou de rivière très courts, à condition que la réaction se fasse ; usage de la flanelle, les refroidissements étant funestes aux diabétiques.

Éviter les passions et émotions violentes, habitudes journalières sagement ordonnées. Abstention des plaisirs vénériens, recommandation bien souvent inutile, puisque l'impuissance est un des symptômes assez précoces du diabète.

Climats chauds et stations méridionales pendant la mauvaise saison.

2° Traitement médicamenteux : Mode d'emploi et action du spécifique Béjean. — Nous ne ferons que citer les innombrables médicaments préconisés contre le diabète, d'après leur degré de notoriété, et nous terminerons par l'exposé de notre thérapeutique, basée sur la conception et les données qui ont nos préférences.

Alcalins. — Les alcalins dont nous avons parlé plus haut et que nous avons cités en raison de leur parenté avec notre médication, paraissent indiqués surtout chez les malades récemment atteints, d'âge moyen, encore robustes, gras plutôt que maigres, pléthoriques plutôt qu'anémiques, chez les diabétiques goutteux dont l'urine est riche en acide urique.

Opium et dérivés. — De tout temps on a remarqué que l'opium calme la soif chez le diabétique, diminue la voracité de l'appétit, restreint la glycosurie ; parfaitement toléré, même à hautes doses, il jouit d'une utile action diaphorétique.

Strychnine, noix vomique. — Plus particulièrement employés chez les sujets débilités, languissants, qui ont de l'affaiblissement visuel, de l'atonie des facultés digestive ou génitale.

Évacuants, laxatifs ou purgatifs. — Ils doivent être employés avec modération.

Médicaments d'épargne, antidéperditeurs. — La valériane est très puissante contre certains symptômes fâcheux, polyurie et polydipsie, elle diminue l'élimination de l'urée.

L'arsenic a été préconisé comme tonique vasculaire et comme agent d'épargne. La glycérine peut, à doses modérées, rendre des services pour pallier l'amaigrissement, à la condition de ne faire naître ni dégoût ni troubles dyspeptiques.

Altérants. — L'iode fut doté par Ricord d'une action antidiabétique. Le mercure serait utilement prescrit aux diabétiques syphilitiques. Le cuivre a été employé à titre, non de spécifique, mais de tonique.

Haig a récemment vanté le salicylate de soude dans le diabète, surtout chez les goutteux ; il voit même dans son efficacité un argument en faveur de l'affinité entre le diabète et la goutte ; il rappelle que le salicylate de soude a une puissante influence sur l'excrétion de l'acide urique.

Médicaments nervins. — C'est à cette classe qu'appartiennent plusieurs des médicaments les plus vantés dans l'époque contemporaine : *l'antipyrine* (à 2 ou 3 grammes) ; le *sulfate de quinine,* le *chlorhydrate* et le *valérianate de quinine* (à la dose de 0 gr. 20 à 0 fr. 60 pro die par périodes espacées), le *bromure de potassium, l'ergotinine* en injections sous-cutanées.

Spécifique Béjean. — En nous occupant du traitement de la goutte, du rhumastisme et de la gravelle par le spécifique Béjean, nous avons été amené à faire de nombreuses analyses d'urine au point de vue de l'acide urique et des urates. Dans sept cas (4 gouttes et 3 rhumatismes) nous avons trouvé dans les urines une forte proportion de sucre. Sous l'influence du traitement, urates et sucre disparaissaient en même temps : nous sommes donc en droit de conclure que le spécifique, souverain dans les maladies arthritiques, doit jouer également un rôle bienfaisant dans le diabète sucré d'origine arthritique.

Mode d'emploi. — Dans notre travail sur la goutte, le rhumatisme et la gravelle, nous avons indiqué la façon de se servir du spécifique. Il est inutile, dans le diabète arthritique, à moins de poussées goutteuses ou rhumatismales sérieuses, d'employer de fortes doses du médicament de M. Béjean. Il faut prolonger le traitement en prenant une ou deux cuillerées à café du spécifique par jour. Seulement il est important d'interrompre la médication tous les huit jours pour reprendre huit jours après. Le spécifique ne sera donc employé que quinze jours dans un mois, et en deux périodes.

Pendant le traitement médicamenteux et la période de suspension de ce dernier il ne faut jamais négliger le régime alimentaire spécial.

Si le sucre, dans les intervalles de suppression du médicament, réapparaît dans les urines en plus grande quantité, ce que démontrent les analyses qui doivent être faites assez fréquemment, il faut reprendre immédiatement le spécifique, et si la glycosurie ne diminue pas rapidement, augmenter les doses et arriver à trois ou quatre cuillerées à café par jour.

Il en est de même s'il s'agit d'un sujet présentant quelques symptômes d'intoxication et d'insuffisance hépatique, chez lequel la sécrétion urinaire et l'élimination de l'urée sont diminuées et dont l'haleine dégage l'odeur caractéristique de pomme de reinette, signe qui doit mettre en garde contre l'apparition du coma diabétique ; dans ces cas il ne faut pas

craindre de donner trois et quatre cuillerées à café du spécifique.

Quel que soit le cas ordinaire, l'usage du médicament est
continué pendant deux semaines par mois. Au bout de ce
temps la glycosurie et les autres phénomènes morbides, tels
que les névralgies, la migraine, la polyurie et la polydipsie se
trouvent généralement amendés. On reprend après une ces-
sation de huit jours, jusqu'à disparition complète du sucre
dans l'urine.

Action du spécifique. — Nous avons exposé dans l'étiologie
du diabète en général l'influence que jouent l'hérédité et les
antécédents personnels dans sa production presque toujours
due à l'arthritisme. Les parents ont-ils été goutteux ? le diabétique est arthritique. Le malade a-t-il eu la goutte ou le
rhumatisme ? son diabète est essentiellement arthritique. Un
diabétique arthritique peut subir dans sa vie des chocs ou
influences nerveuses, il a un diabète neuro-arthritique justi-
ciable encore de notre médication avec le concours des médicaments nervins (antipyrine, bromure de potassium, etc.).

Le diabète pancréatique, diabète maigre, et le diabète purement nerveux ne sont pas influencés par notre traitement.
Le diabète gras seul nous intéresse, car les diabétiques gras
sont presque toujours des arthritiques.

Notre méthode est donc utile :

1° Dans le diabète sucré gras arthritique;

2° Dans le diabète sucré gras neuro-arthritique.

Elle est inutile :

1° Chez les enfants diabétiques;

2° Dans le diabète pancréatique ou maigre;

3° Dans le diabète purement nerveux;

4° Dans la glycosurie de la grossesse.

Il ne faut pas non plus que la maladie soit trop avancée,
qu'il y ait trop de phénomènes nerveux ou de complications
pulmonaires ou autres, qu'on en soit à la période de consomption.

Quant au mode d'action proprement dit, sous l'influence du spécifique Béjean l'urine devient moins acide, moins dense, la polyurie nocturne disparaît, le sucre baisse, l'urée augmente, l'albumine diminue ainsi que l'acide urique. Si le traitement ne guérit pas toujours complètement, du moins il soulage toujours et améliore notablement l'état des malades, et cela parce qu'il rend les digestions meilleures, les fonctions intestinales plus régulières et la soif moins vive.

CONCLUSIONS. — On a dit souvent que la mort était la terminaison ordinaire du diabète. Il est cependant bien avéré que le diabète peut se terminer par une guérison complète et définitive, mais cette issue favorable est malheureusement assez rare. Cela tient à ce que les malades ne suivent pas le traitement hygiénique ou alimentaire et le traitement médicamenteux avec fidélité et persévérance. Ce qu'il y a de vrai également, c'est que les individus guéris du diabète restent constamment sous l'imminence d'une récidive qui peut être provoquée par les causes occasionnelles les plus légères, un changement de régime par exemple, un excès de table, une indigestion, les fatigues corporelles ou intellectuelles, et en général toutes les influences dépressives. Un autre mode de terminaison également favorable est plus fréquemment observé surtout chez les arthritiques (si toutefois l'on peut donner le nom de terminaison à un état stationnaire) : nous voulons parler de l'arrêt de la maladie à sa première période, ces malades sont glycosuriques, ils ont une polyurie et une polydipsie plus ou moins marquées, en général peu intenses; ils n'ont que peu ou point de boulimie, mais ils conservent leurs forces et leur embonpoint et leur glycosurie diminue considérablement lorsqu'ils se mettent à un régime exclusivement azoté. Avec une hygiène appropriée et la médication par le spécifique Béjean, cet état persiste durant des années sans aboutir à la phase d'autophagie ou d'amaigrissement et sans qu'on puisse lui imputer la mort des malades, qui est causée par une affection étrangère au diabète.

TABLE DES MATIÈRES

Du DIABÈTE SUCRÉ ARTHRITIQUE 1

Diabète sucré en général 1

Étiologie ou causes du diabète 3

Traitement du diabète arthritique 6

Efficacité de la méthode Béjean 6

Emploi de la médication 7

    1° Traitement hygiénique 7

    2° Traitement médicamenteux 11

Emploi du Spécifique Béjean 13

Action du Spécifique. 14

Conclusions 15

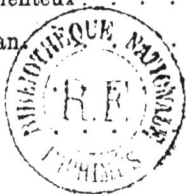

—∽∿⌒∾∩∼

BESANÇON. — IMPR. DE PAUL JACQUIN

www.ingramcontent.com/pod-product-compliance
Lightning Source LLC
Chambersburg PA
CBHW050446210326
41520CB00019B/6095